DE

LA GLYCOSURIE

DANS LES

ABCÈS DU SEIN CHEZ LES NOURRICES

PAR

EDMOND VACHER
Docteur en médecine de la Faculté de Paris.

PARIS
A. PARENT, IMPRIMEUR DE LA FACULTÉ DE MÉDECINE
A. DAVY, successeur
31, RUE MONSIEUR-LE-PRINCE, 31

1882

DE
LA GLYCOSURIE
DANS LES
ABCÈS DU SEIN CHEZ LES NOURRICES

DE

LA GLYCOSURIE

DANS LES

ABCÈS DU SEIN CHEZ LES NOURRICES

PAR

EDMOND VACHER
Docteur en médecine de la Faculté de Paris.

PARIS
A. PARENT, IMPRIMEUR DE LA FACULTÉ DE MÉDECINE
A. DAVY, successeur
31, RUE MONSIEUR-LE-PRINCE, 31

1882

A LA MÉMOIRE

DE MON GRAND-PÈRE ET DE MA GRAND'MÈRE

A MES PARENTS

A MES AMIS

A MON PRÉSIDENT DE THÈSE

M. LE PROFESSEUR VERNEUIL

Professeur de clinique chirurgicale à la Faculté de médecine
de Paris,
Membre de l'Académie de médecine,
Officier de la Légion d'honneur.

A MES MAITRES

DE

LA GLYCOSURIE

DANS LES

ABCÈS DU SEIN CHEZ LES NOURRICES

> « Bien que les abcès mammaires aient été l'objet d'un grand nombre d'articles et de travaux spéciaux, bien que tous les livres classiques en parlent longuement, je ne crois pas qu'on se soit donné la peine d'examiner les relations de la suppuration mammaire avec l'hyperglycémie des nourrices. »
>
> (VERNEUIL. *Union médicale*, 1882, nº 112.)

INTRODUCTION.

Dès les premières lignes de notre travail nous devons remercier M. le professeur Verneuil, qui a bien voulu nous guider dans le choix de notre thèse inaugurale et en accepter la présidence. Notre éminent maître a rendu notre tâche facile, non-seulement par ses conseils et par les leçons que nous lui avons entendu faire sur ce sujet aux lits des malades, mais encore en nous permettant d'user largement d'une note parue dans l'Union médicale de cette année, note où il traite le sujet qui va nous occuper. Que M. le professeur Verneuil veuille bien recevoir ici l'expression de nos sentiments de respectueuse gratitude.

Tout en restreignant notre sujet dans de justes limites, nous parlerons d'abord de la glycosurie en général et nous signalerons les différents états dans lesquels elle apparaît, ensuite nous nous occuperons d'une façon particulière de la glycosurie dans les abcès du sein pendant la lactation.

CHAPITRE PREMIER.

La glycosurie ou méliturie est un symptôme commun à plusieurs états morbides, symptôme caractérisé par la présence d'une quantité anormale de glycose dans l'urine.

On ignora pendant longtemps que l'urine pût contenir du sucre. Ce fut Thomas Willis qui, le premier, en 1667, soupçonna la présence du sucre dans l'urine des diabétiques en signalant le goût sucré de cette urine ; il s'exprime ainsi : « Quasi melle aut saccharo imbuta. » Un siècle plus tard, Cawley, au moyen de la fermentation, démontra d'une manière péremptoire l'existence du sucre dans l'urine des diabétiques; en 1815, Chevreul conclut que ce sucre est identique à la glycose ou sucre de raisin, et cela fut confirmé par Soubeiran, Péligot, Biot. Enfin vint C. Bernard, qui prouva que le sucre du diabète, identique par son analyse élémentaire avec la glycose du raisin, en différait en ce qu'il étatt beaucoup moins stable dans l'organisme, ce qui fut vérifié et confirmé par Falck et Limport.

Après la découverte de Willis, si l'on en excepte quelques rares auteurs, Cawley, Cheselden, Rollo, il faut venir jusqu'à notre siècle pour voir les physiologistes produire la glycosurie de différentes façons et les pathologistes la signaler dans de nombreuses affections.

C'est aussi dans notre siècle que la présence de

quantités infinitésimales de sucre dans l'urine physiologique fut signalée et démontrée par Brücke, Tucken, Lecocq, Van der Donkt, Burggrœve, Gigon, Bence Jones, Kühne, Huizinga, Neubauer, Vogel, Hoppe-Seyler, Pavy, Abeles; cependant à ce sujet toutes les hésitations ne sont pas encore dissipées, mais les contradictions de Lehmann, Cloetts, Schiff, Tscherinow, Seegen, ne nous paraissent pas suffisantes pour nier la présence du sucre dans l'urine à l'état normal.

Il y a donc une glycosurie physiologique et une glycosurie pathologique. Les mêmes réactifs sont employés pour le démontrer; dans la glycosurie pathologique, le sucre est décelé en traitant directement l'urine par ces réactifs, tandis que dans la glycosurie physiologique, il faut agir sur de grandes quantités d'urine reconnues préalablement normales à l'aide des réactifs qui signaleraient la présence du sucre s'il y en avait une quantité pondérable; il faut enlever à l'urine ou précipiter la plupart des substances qu'elle renferme, il faut à l'aide de procédés particuliers en isoler le sucre : alors seulement on peut constater les réactions caractéristiques de la glycose.

Cette question se présente alors à l'esprit : jusqu'à quel point maximum nos urines sont-elles physiologiques? Un atome de sucre de plus dans nos urines, serions-nous malades? Un atome de sucre de moins, pourrions-nous dire que nos urines sont normales?

Il nous paraît difficile qu'on puisse exactement préciser cette question; tout ce que l'on peut affirmer, c'est qu'il est atteint de glycosurie pathologique celui dont l'urine est reconnue sucrée à l'aide des réactifs ordinaires, sans avoir auparavant fait subir à l'urine aucune modification importante: nous le croyons aussi fermement que nous croyons qu'un individu est albuminurique lorsque nous constatons, au moyen de l'acide azotique et de la chaleur, de l'albumine dans son urine.

Disons encore que l'expression glycosurie, employée seule, désigne la glycosurie pathologique.

Certains auteurs, surtout les physiologistes, ont confondu souvent le symptôme glycosurie avec la maladie constitutionnelle, phtisurie sucrée, diabète sucré ou simplement diabète, et cependant il existe le même rapport entre glycosurie et diabète qu'entre albuminurie et néphrite parenchymateuse. De même que l'albuminurie est un symptôme de la néphrite parenchymateuse, de même la glycosurie est un symptôme du diabète; mais de même que tous les albuminuriques ne sont pas des brigthiques, de même ce ne sont pas tous des diabétiques ceux qui émettent avec leurs urines une quantité pondérable de glycose. Le terme glycosurie ne pourrait être employé comme synonyme de diabète que dans un seul cas, c'est si le sucre n'apparaissait en excès dans l'urine que dans ce seul état pathologique.

Cela n'est pas; en effet, comme nous l'avons déjà dit et comme nous allons le montrer, la présence en excès du sucre dans l'urine est le symptôme d'états morbides complètement différents, les uns provoqués par le physiologiste, les autres signalés par le clinicien.

On a signalé comme cause de glycosurie soit temporaire, soit permanente, l'usage immodéré des féculents, des fruits, des aliments sucrés (Biot, Bouchardat et Sandras, Cl. Bernard, Schiff, Andral, Romberg, Girard, Becquerel, Griesinger) ; l'usage des limonades, du vin de Champagne (Bouchardat); du cidre, de la bière (Nicolas et Geudeville, Bouchardat); l'injection directe de sucre ou de glycose et d'eau dans les veines (Harley, Cl.Bernard, Bouchardat et Sandras, Schiff, Schopfer, Seelig, Uhle, Becker, Limpert et Falck); l'injection de carbonate, de phosphate, de sulfate de soude, de gomme arabique (Küntzel); l'injection de carbonate, d'acétate, de valérianate, de succinate de soude (Külz) ; l'injection de chlorure de sodium et d'une grande quantité d'eau (Bock et Hoffman); l'injection de glycose dans le tissu cellulaire et les cavités séreuses (Cl. Bernard) ; l'injection dans le tissu cellulaire ou l'absorption en capsules par l'estomac de nitrobenzol et de nitro-toluol (Ewald); l'introduction de sang non sucré dans une cavité naturelle ou artificielle (Schiff); l'injection dans la veine porte de sang artériel défibriné (Pavy) ; la ligature de la veine porte (Pavy, Schiff) ; la ligature du canal cholédoque (v. Wittich, Kültz, Frerichs, Wicklam Legg) ; la ligature de la carotide (Schiff).

La glycosurie est encore obtenue en liant fortement la cuisse d'un animal (Schiff) ; en liant le bras à un homme jusqu'à paralysie complète du mouvement et de la sensibilité de la main (Schiff) ; en rendant paraplégique un animal par la compression de l'aorte à travers la paroi abdominale (Schiff); en liant les vaisseaux principaux d'une extrémité (Schiff); en comprimant fortement l'abdomen ou en déterminant des contractions violentes des muscles abdominaux et du diaphragme de façon à comprimer le foie (Cl. Bernard); en galvanisant le foie ou en le dilacérant à l'aide d'aiguilles (Schiff); en pratiquant des fistules hépatiques (Golowin, von Wittich).

Plusieurs substances produisent dans certains cas la glycosurie: l'éther (Reynoso); le chloroforme (Reynoso, Eulenburg) ; l'oxyde de carbone et l'acide carbonique (Frieberg, Voit, Pettenkofer, Senator, Senff, Bock et Hoffmann, Hasse); le curare (Cl. Bernard); l'arsenic (Reynoso, Salkowski, Luchsinger); l'acide chlorhydrique (Naunyn); le plomb, le sulfate et le carbonate de fer (Reynoso); le nitrite d'amyle (Hoffman); la térébenthine (Almen); le métyldelphinine (Külz); le phosphore (Pavy, Salkowky, Luchsinger); les composés mercuriaux (Reynoso, Rosenbach, Ch. Bouchard) ; la morphine (Levinstein, Eulenburg, Eckardt, Cl. Bernard) ; le nitrate de potasse (Garrod) ; l'iodure de fer et d'aloès (Righini) ; l'azotate d'uranium (Leconte) ; l'hydrate de chloral (Levinstein, Feltz et Ritter).

Les lésions nerveuses produites par la physiologie expérimentale ont souvent été indiquées comme cause de glycosurie : la piqûre du plancher du quatrième ventricule (Cl. Bernard, Becker, Krause, Schiff, Moos); la section et la galvanisation des pneumogastriques

(Cl. Bernard); la fracture du crâne et la section des pneumogastriques (Cl. Bernard); la production d'une hémorrhagie dans la cavité crânienne ou rachidienne, la lésion par section verticale non hémorrhagique des couches optiques, des pédoncules cérébraux, du pont de Varole, des pédoncules moyens du cervelet, des pédoncules postérieurs du cervelet, la section transversale de la moelle dorsale (Schiff); la section du sciatique (Schiff Richter); la section du sympathique cervical, l'extirpation du ganglion cervical supérieur (Schiff); la section du bulbe en pratiquant ensuite la respiration artificielle, la section du ganglion cervical supérieur, des filets du sympathique qui se rendent dans le canal des apophyses transverses, du sympathique thoracique (Pavy); la section du ganglion cervical inférieur, des deux premiers ganglions thoraciques, des racines du dernier nerf cervical et du premier dorsal, de l'anneau de Vieussens (Eckardt, Cyon et Aladoff) ; l'extirpation partielle du ganglion semi-lunaire (Munk et Klebs) ; la section du filet interne du nerf vertébral (F. Franck) ; l'irritation du nerf dépresseur chez le lapin (Filehne).

La glycosurie a été signalée dans : la vieillesse (Dechambre) ; l'asphyxie (Dastre, Ch. Bouchard) ; la fièvre, l'agonie (Ch. Bouchard) ; la fièvre intermittente (Prout, Corneliani, Burdel, Griesinger, Lensberg, Seegen, Cantani, Laffont) ; le typhus, la dysentérie, le choléra (Reynoso, Hentz et Samoje, Lehman, Gubler, Guéneau, Huppert) ; la fièvre typhoïde (Laffont) ; la rougeole, la variole, l'erysipèle (Vogt, Guéneau, Bamberger) ; le refroidissement (Griesinger, Sundelin, Bouchardat, Guéneau) ; l'asthme (Reynoso) ; la phthisie (Cawley, Reynoso) ; les bronchites chroniques (Reynoso, Michea) ; la pleurésie (Reynoso, Michea, Laffont) ; la pneumonie, mais seulement après la saignée, l'insuffisance aortique ou mitrale, l'endocardite (Laffont) ; la polysarcie (Seegen) ; la syphilis (Dub, Jacoby, Jacksch, Scott, Frank, van Hoven) ; l'herpétisme (Jacoby, Jacksch, Scharlau) ; la goutte (Mac Grégor, Prout, Rayer, Marchal (de Calvi), Réveil, Gallois, Headland, Bouchardat, Cl. Bernard, Charcot, Garrod) ; l'attaque d'apoplexie (Ollivier) ; la congestion cérébrale (Guitard) ; l'émotion, les impressions morales vives, le travail exagéré (Cl. Bernard, Ch. Bouchard) ; l'atrophie du ganglion semi-lunaire (Munk et Klebs) ; la sciatique (Goolden, Braün) ; l'épilepsie Marchal (de Calvi), Michea, Reynoso, Lailler, Guitard) ; l'hystérie (Michea et Reynoso) ; la chorée (Goolden) ; le tétanos (Vogel, Lecorché) ; la paralysie générale (Goujon, Lailler, Guitard) ; le delirium tremens (Bumm) ; les excès vénériens et l'onanisme (Nicolas et Gueudeville, Alibert) ; l'oblitération de la veine porte (Andral) ; les contusions dans la région du foie (Cl. Bernard, Trousseau) ; l'atrophie aigüe du foie (Munch, Tscherinow) ; la dégénérescence graisseuse du foie (von Gobee) ; l'ingestion d'une certaine quantité de sucre chez des malades atteints de cirrhose (Colrat, Couturier, Lépine, Quincke, Ch. Bouchard) ; l'eczéma, les furoncles, les anthrax, les phlegmons, les gangrènes (Cheselden, Prout, Wagner, Philippeaux et Vulpian,

Bence Jones, Charcot, Cabanellas, Fritz, Fischer, Gibb, Guéneau, Tennesson, Andrieux, Lecorché).

Enfin on a souvent signalé comme produisant la glycosurie : la commotion de l'encéphale et de la moelle déterminée par des violences directes ou indirectes, fractures, coups reçus sur la tête, sur le dos, sur le thorax, sur les membres, secousses, efforts violents, chutes sur les pieds (Hodges, Vallon, Rayer, Canuti, Szokalski, Goolden, Andral, Plagge, Jordao, Griesinger, Martin, Itzigsohn, Auffan, Bouvier, Fischer, Larrey, Klée, Marchal (de Calvi) ; les altérations graves de l'encéphale et de la moelle (Lefèvre, Scharlau, Fauconneau-Dufresne, Leudet, Becquerel, Fritz, Levrat-Perroton, Trousseau, Lancereaux, Luys, Potain, Vogel, Martineau, Liouville) ; certaines affections de l'estomac et les altérations du pancréas (Rollo, Cawley, Elliotson, Bright, Skoda, Bouchardat, Frerichs, Fleckles, Recklinghausen, Rokitanski, Silver, Lecorché, Lancereaux, Ch. Bouchard, Lapierre). Ajoutons que M. Rémy et Miss Showe n'ont pu obtenir de glycosurie par lésions du pancréas.

C'est dans ce grand cadre des glycosuries, les unes passagères disparaissant aussi rapidement que la cause qui leur avait donné naissance, les autres aboutissant fatalement au diabète, qu'on rangeait, jusqu'à ces dernières années, la glycosurie des femmes à l'état puerpéral, mais Hofmeister a démontré que, dans ce cas particulier, ce n'est pas la glycose qui rend l'urine sucrée, mais une autre variété de sucre, la lactose, et si, dans cette affection, nous avons conservé la dénomination de glycosurie, c'est parce que nous la voyons encore désignée sous ce nom.

La glycosurie, chez les femmes pendant la grossesse, fut signalée pour la première fois par John Rollo en 1797, dans son livre « Cases of the diabetes mellitus » ; Alyon qui traduisit ce livre deux ans plus tard rend ainsi le passage où nous relevons le fait que nous avançons : « L'appétit variable des femmes grosses dépend d'une action irrégulière, puisqu'elles sont quelquefois attaquées d'anorexie, d'autres fois de boulimie, et que ces états sont accompagnés de la diminution ou de l'augmentation de la salive ; il y en a même qui éprouvent des diabètes momentanés. »

Dans les leçons faites au Collège de France par Cl. Bernard et publiées en 1855, nous trouvons le passage suivant : « Dans un cas, en examinant les urines d'une femme qui avait présenté pendant l'accouchement des phénomènes d'éclampsie, et qui avait en même temps de l'albumine dans les urines, j'ai trouvé des proportions assez considérables de sucre, qui me parut être du sucre de lait, parce que ce sucre présentait tous les caractères du glucose, sauf la fermentation qui fut excessivement lente. La présence de ce sucre de lait pouvait, jusqu'à un certain point s'expliquer, parce que cette femme, nouvellement accouchée et n'allaitant pas son enfant, avait les mamelles distendues par le lait. C'est le seul cas de ce genre que j'ai eu l'occasion d'observer, et il serait intéressant de savoir si le sucre de lait, dans ces circonstances, se rencontre toujours ou souvent dans les urines. »

Dans un mémoire lu à l'Académie des sciences le 6 octobre 1856, M. Blot annonça comme une découverte et comme ressortant nettement de ses recherches, que le sucre existait normalement dans l'urine de toutes les femmes en couches, de toutes les nourrices et chez la moitié environ des femmes enceintes. Nous devons ici faire une réserve, c'est que, malgré le passage de Cl. Bernard que nous venons d'indiquer, jamais, du moins d'après ce qu'il résulte de nos recherches, nous n'avons vu notre illustre physiologiste réclamer la priorité de la découverte de M. Blot; et cepe dant il était présent à la Société de biologie lors de la discussion survenue entre M. Blot et de M. de Sinéty, à propos de la glycosurie des nourrices. Dans son mémoire, M. Blot ajoutait que l'urine est d'autant plus sucrée que la sécrétion lactée est plus abondante, que cette sécrétion diminue considérablement d'activité, cesse même le plus souvent dès que survient un état morbide, mais que les urines renferment du sucre tant qu'elle persiste. La glycosurie dépendait pour M. Blot d'une action sympathique de l'utérus sur les mamelles.

Friedlander, Leconte, Wiederhold, nièrent cette variété de glycosurie affirmée par M. Blot et attribuèrent les réactions que présente l'urine de ces femmes à certaines substances autres que la glycose. Maintenant, la plupart des auteurs nient la glycosurie pendant la gestation, mais l'admettent dans certains cas pendant la lactation, et parmi eux nous citerons MM. de Sinéty, Louvet, Spiegelberg, Hempel, Hofmeister, Johannowski, Kaltenbach.

En 1873, M. de Sinéty commença une série d'expériences qu'ils a poursuivies les années suivantes ; il a vu que la glycosurie se présente toujours chez la femme aussi bien que chez les femelles des autres mammifères quand on supprime subitement la lactation, et que le sucre disparaît de l'urine si l'on enlève les mamelles à des femelles de cobayes en lactation. Ces femelles, privées de mamelles, eurent de nouveau plusieurs portées et jamais il ne s'est produit de glycosurie dans les jours qui ont suivi la parturition.

Le docteur Louvet, 1873, n'a pas vu d'urine glycosurique pendant la grossesse, il en a vu surtout dans la période de lactation qui suit de près l'accouchement.

Gubler, 1876, MM. Hempel, 1875, Johannowski, Kaltenbach, 1881, ont constaté également la glycosurie des nourrices et ont vu que la cause principale de l'apparition du sucre dans l'urine résultait de l'arrêt mécanique du lait dans les glandes mammaires.

M. Hofmeister, 1877, a pu obtenir, de l'urine des nourrices glycosuriques, des cristaux de sucre de lait, et M. Kaltenbach est arrivé à des résultats analogues.

M. P. Bert, 1878, aidé de M. Schützemberger, a constaté dans la mamelle une substance lactogène ayant de grandes analogies, mais quelques différences, avec la matière glycogène du foie.

Enfin, en 1882, M. le professeur Verneuil a signalé la glycosurie dans les abcès du sein chez les nourrices. S'occupant du côté pathologique de la question, notre éminent maître s'est demandé les rapports qui pouvaient exister chez les femmes enceintes et les nourrices, entre la glycosurie et les abcès du sein, en faisant remarquer que les physiologistes, les accoucheurs et les médecins, se sont maintes fois occupés de cette question et que les chirurgiens sont restés indifférents à cette constatation.

« Ils ne se sont point demandés si l'hyperglycémie traduite par le passage du sucre dans l'urine pourrait ou non avoir sa part dans le pronostic généralement grave du traumatisme dans l'état puerpuéral ; si elle ne constituerait pas une contre-indication aux opérations chez les nourrices ; si enfin elle n'expliquerait pas l'apparition de la suppuration, des inflammations diffuses ou du sphacèle chez les nouvelles accouchées ou chez les femmes qui allaitent.

« Pour ma part, depuis que j'ai eu le malheur de perdre, il y a plus de 25 ans, une de mes malades dont les mamelles, au moment de l'opération, sécrétaient encore du lait en abondance, j'ai toujours refusé d'opérer pendant la période d'allaitement ; mais je n'ai pas eu l'occasion d'étudier suffisamment les rapports qui peuvent exister entre les affections chirurgicales et la glycosurie puerpérale ». Verneuil.

Avant d'exposer la marche à suivre dans le traitement des abcès du sein chez les nourrices, M. le professeur Verneuil examine la question à ces trois points de vue : 1° glycosurie cause d'abcès ; 2° coïncidence pure et simple entre la glycosurie et l'abcès ; 3° abcès cause de glycosurie et conclut, d'après les observations que nous rapporterons plus loin, que les abcès du sein chez les femmes en lactation produisent la glycosurie par la rétention lactée qu'ils déterminent ; comme M. Hofmeister, il admet que le sucre contenu dans l'urine des nourrices est de la lactose.

CHAPITRE DEUXIÈME

Au début de notre travail, nous avons voulu saisir sur le fait la formation des abcès mammaires chez les femmes grosses et chez les nourrices, nous avons voulu voir la marche qu'une glycosurie préexistante imprimerait à un abcès du sein si plus tard il en survenait un, nous avons voulu voir encore si la glycosurie apparaîtrait à la suite d'un abcès là où nous ne l'aurions pas auparavant constatée, et, dans la suite, nous nous proposions de tirer des conclusious d'après les faits que nous aurions observés.

Avouons d'abord que nous n'avons pas vu survenir d'abcès mammaires chez les femmes dont nous avions préalablement examiné les urines. Pour atteindre le but que nous nous étions proposé, nous parcourions les services des divers hôpitaux, examinant les urines des nourrices et des femmes enceintes; chez ces dernières, nous n'avons jamais trouvé de sucre, mais nous avons toujours constaté sa présence chez les nouvelles accouchées pendant la montée laiteuse et chez les femmes qui allaitaient dans certains cas déterminés; nous citerons la cessation brusque de l'allaitement par la mort de l'enfant ou par son envoi en nourrice, les entraves apportées à l'exécrétion du lait parce que l'enfant était souffrant ou parce que la mère était atteinte d'un abcès du sein.

Frappé de ces résultats, nous avons voulu faire des recherches sur ce sujet et sur une échelle un peu plus grande; nous avons pris les cas de uotre petite statistique dans différents services, mais la plupart viennent de la clinique d'accouchement de la Faculté, où M. Ribemont, alors chef de clinique et maintenant médecin accoucheur des hôpitaux, avait mis obligeamment son laboratoire à notre disposition.

Voici ce que nous avons observé en examinant les urines à l'aide des réactifs de Moore, de Böttger, de Mulder et de Fehling:

1° Nulle trace de sucre dans l'urine chez 60 femmes grosses, les unes approchant du terme, mais toutes ayant dépassé le cinquième mois de la grossesse.

2° Glycosurie manifeste et sucre facilement dosable chez 30 femmes pendant la montée laiteuse. Dans les jours qui ont précédé l'accouchement, elles n'avaient pas de sucre dans leurs urines. Dans un cas seulement, nous avons trouvé une glycosurie évidente chez une femme grosse dont les seins sécrétaient du lait en abondance. Quelques jours après, cette femme accouchait d'un fœtus de huit mois au moins, mort et macéré. Il y avait eu certainement montée laiteuse après la mort du fœtus.

3° Chez 24 nourrices qui allaitaient depuis un à onze mois, nous n'avons pas trouvé de sucre dans l'urine dans vingt et un cas; dans trois cas l'urine a bruni légèrement sous l'influence de la potasse, la liqueur de Fehling a pris une teinte vert-pomme et le réactif de Mulder a décelé nettement la présence du sucre.

4° Nous avons constaté la glycosurie dans cinq cas où l'allaitement avait été interrompu subitement, dans deux cas l'enfant était mort, dans trois cas, il venait d'être envoyé en nourrice. Nous l'avons également constatée chez des nourrices dans trois cas où l'enfant souffrant prenait peu de lait, dans cinq cas où des gerçures du sein compliquées de lymphangite ne permettaient l'allaitement qu'avec une seule mamelle.

5° Enfin nous avons pris les observations de six cas d'abcès du sein avec lactosurie chez des nourrices; M. le professeur Verneuil en avait déjà publié quatre observations : nous allons les citer ainsi que les nôtres.

Observation I (Verneuil).

Engorgement laiteux. — Sphacèle d'une plaque cutanée. Lactosurie. — Guérison rapide.

R... (Mathilde), 24 ans, femme de chambre, entre à la Pitié, salle Lisfranc, n° 5, le 28 décembre 1881. Santé habituelle excellente, jamais de maladie sérieuse ni même d'indisposition passagère; parents bien portants ou morts accidentellement; menstruation établie à 12 ans, toujours régulière depuis. Première grossesse à 23 ans, parcourant ses phases sans accidents; développement considérable des mamelles. Dans les deux derniers mois, soif vive et envie fréquente d'uriner. Ces symptômes cessent après l'accouchement qui a lieu très naturellement le 6 décembre.

L'enfant, bien portant, prend le sein jusqu'au 23 décembre. Ce jour-là, la mamelle gauche se tuméfie et devient douloureuse; on y voit apparaître une rougeur au centre de laquelle la peau se sphacèle dans l'étendue d'une pièce de un franc environ. Au reste, peu de fièvre, frissons légers, malaise modéré, souffrances médiocres; l'appétit toutefois fait défaut et la soif se réveille avec intensité.

Nous constatons le 29 au matin un gonflement considérable du sein, ayant son maximum à la partie supérieure et externe;

peau d'un rouge livide adhérant aux couches sous-jacentes ; empâtement général de la glande ; plusieurs points fluctuants bien manifestes. A 10 centimètres au-dessus du mamelon, ulcération large de près de 3 centimètres, en partie recouverte par l'eschare signalée plus haut, et qui est en voie d'élimination ; suppuration sanieuse en petite quantité ; point d'adénopathie axillaire ; soif vive ; la température a monté à la visite du soir à 40°.

Le sein du côté opposé, volumineux, sécrète du lait en assez grande abondance, mais il n'est le siège d'aucun travail congestif ni inflammatoire.

Je fus frappé de la rapidité avec laquelle cette affection avait, en cinq jours, parcouru toutes ses périodes depuis l'inflammation naissante jusqu'à la suppuration et la mortification de la peau. La liqueur de Fehling et la potasse caustique révélèrent aussitôt la présence d'une quantité très notable de glycose. Le lendemain, je fis renouveler l'examen par M. Béhal, interne en pharmacie de mon service, qui voulut bien me remettre la note suivante :

Urine légèrement trouble ; réaction acide.

Quantité totale dans les 24 heures......	1.000 gr.
Densité..............................	1.023
Urée.................................	19.50
Glycose, ou matière dosée comme telle.	2.40
Acide phosphorique anhydre...........	1.42

Point d'albumine.

Je prescrivis les pansements simples avec la compresse de mousseline en plusieurs doubles, imbibée d'eau phéniquée à 2 0/0 ; le repos au lit avec immobilisation de la mamelle, un purgatif salin tous les deux jours, un gramme d'iodure de potassium tous les soirs en se couchant.

L'amélioration fut rapide ; la fièvre tomba et les douleurs diminuèrent bientôt. L'eschare se détacha trois jours plus tard, laissant à nu une plaie de bon aspect, donnant issue à du pus bien lié, en petite quantité, et à du lait en proportion plus grande.

La tuméfaction de la mamelle droite avait presque disparu, et à gauche elle n'occupait plus que le pourtour du point enflammé. Le sucre existait encore dans l'urine, mais en proportion de plus en plus faible, Le sixième jour, nous n'avions plus avec la liqueur de Fehling qu'une coloration vert-pomme qui, à la longue seulement, prenait la teinte jaune indiquant la réduction complète de l'oxyde de cuivre.

On continua le même traitement par les purgatifs salins et l'iodure de potassium, et le 15 janvier la malade quitta mes salles, bien portante. Ces urines étaient redevenues normales, la soif avait cessé, la plaie du sein était complètement cicatrisée.

Observation II (Verneuil).

Scrofule ancienne; accouchement naturel; abcès mammaires; lactosurie; ulcérations et fistules du sein; guérison lente.

Marie L..., primipare, 23 ans, cuisinière, d'une assez bonne santé apparente, bien qu'atteinte fréquemment de manifestations scrofuleuses depuis l'âge de 10 ans; adénopathies cervicales, cicatrices d'anciens abcès ganglionnaires, plusieurs accès de blépharite, etc. Grossesse normale; le 6 février 1882, accouchement à terme et tout à fait naturel d'un garçon bien constitué.

M... allaite son enfant malgré la présence de quelques crevasses du mamelon; mais, au bout d'un mois, elle l'envoie à la campagne et reste à Paris comme nourrice sur lieu; elle ne conserve cette place qu'un mois et prend un second nourrisson.

Vers le 15 mai, le sein droit devient rouge et douloureux; un premier abcès se forme et s'ouvre spontanément à la partie externe de la mamelle : cinq à six jours après, une nouvelle collection se forme, puis une troisième, ce qui décide la malade à entrer dans nos salles, le 6 juin.

Voici ce que nous constatons : les seins sont volumineux et sécrètent du lait en assez grande abondance; le gauche est souple et indolent; le droit est dur et un peu sensible au toucher dans toute sa moitié supérieure. On voit à la surface trois plaies : l'une étroite et comme fistuleuse, située près de l'aisselle et répondant au premier abcès; les deux autres, pareilles à des ulcères scrofuleux, larges de 2 à 3 centimètres, à bords décollés, à fond grisâtre, fournissent un pus mal lié, mêlé de lait; au dire de la malade, la peau avant de se perforer avait présenté une teinte bleuâtre.

L'état général n'est point trop mauvais; la soif est vive et la malade absorbe quotidiennement trois pots de tisane; l'appétit est presque nul, mais il n'y a point de fièvre et les douleurs sont très minimes. Pas de polyurie évidente; acidité de la salive constatée au papier de tournesol. L'examen des urines fait le 8 juin avec la liqueur de Fehling et la potasse révèle une quantité notable de glycose.

On prescrit un purgatif salin tous les deux jours, un gramme d'iodure de potassium tous les soirs, l'élévation et l'immobilisation du sein affecté, les applications émollientes et antiseptiques : compresses d'eau de guimauve additionnées d'eau phéniquée. Repos au lit.

L'état local s'améliore assez vite. La sécrétion lactée diminue dans les deux mamelles ; les plaies prennent meilleur aspect et l'induration inflammatoire tend à se résoudre. L'état général redevient excellent ; l'appétit renaît ; la soif diminue.

A plusieurs reprises, on examine les urines ; elles renferment de moins en moins de sucre et n'en contiennent plus le 27 juin, quand la malade demande sa sortie. A ce moment, les petites plaies ne sont pas encore complètement fermées et l'induration du parenchyme mammaire est encore assez prononcé. Nous attribuons à la scrofule ce retard dans la cicatrisation.

Observation III (Verneuil).

Abcès du sein pendant la lactation ; lactosurie ; pas d'antécédents diathésiques. — Guérison rapide.

Moussy, 22 ans, bonne constitution, pâle et d'apparence chlorotique, jouit cependant d'une santé excellente et n'a point d'antécédents diathésiques. Grossesse normale ; accouchement à terme le 10 avril, pour la première fois ; métrorrhagie considérable consécutive ; rétablissement assez rapide.

L'allaitement commencé doit être interrompu au bout d'un mois environ à cause d'une large gerçure demi-circulaire survenue au mamelon du sein droit. Ce sein se gonfle, rougit et devient douloureux ; un abcès formé à la partie inférieure s'ouvre spontanément, fournit du pus pendant huit jours, puis se ferme. Un second abcès paraît à quelques centimètres du premier ; il s'ouvre également de lui-même et fournit une grande quantité de pus et de lait. La mamelle reste gonflée et douloureuse pendant quelques jours, mais revient peu à peu à ses dimensions normales ; il reste peu de chose de la phlegmasie quand la malade entre à l'hôpital le 12 juin.

A cette époque, on trouve les seins peu développés. A gauche, l'organe souple, indolent, sécrète à peine quelques gouttes de lait ; à droite, la glande affectée n'est pas beaucoup plus volumineuse, mais elle est encore sensible au toucher, indurée dans son tiers inférieur, où se voit un orifice fistuleux par où s'échappent quelques gouttes de lait et de pus. Etat général assez bon ; pas de fièvre, peu d'appétit ; polydipsie depuis l'accouchement; pas de polyurie. Acidité de la salive constatée avec le papier de tournesol. Le retour des menstrues ne s'est pas encore effectué.

L'analyse des urines, faite le 14 juin par M. Béhal, interne en pharmacie de mon service, donne les résultats suivants :

Réaction acide; coloration jaune clair; limpide.

Quantité rendue en 24 heures.........	1.100 gr.
Densité..............................	1.046 —
Urée.................................	23.95
Matière dosée comme glycose.........	2.40

Point d'albumine.

Au microscope, cristaux d'oxalate de chaux et d'acide urique.

On institue le traitement comme dans les cas précédents et on constate bientôt une amélioration sensible. Cependant le sucre persiste; le 19 même, le dosage accuse un peu d'augmentation; mais à partir de ce moment la glycosurie diminue progressivement, de sorte que le 24 juin on en trouve à peine 20 centigrammes dans l'urine de toute la journée.

Le 29 juin, quand la malade quitte nos salles, le sein a repris sa forme, son volume et sa consistance, il ne sécrète plus de lait. A la place occupée par l'abcès se trouve une petite cicatrice rouge, surmontant un noyau d'induration du volume d'une noix. L'état général est bon, la polydipsie a disparu, la quantité d'urine varie entre 1,200 et 1,500 grammes ; les règles ne sont pas revenues.

Observation IV (Verneuil).

Eugénie P..., 21 ans, domestique, petite taille, assez bonne constitution, santé troublée seulement par des attaques d'hystérie, entre dans mon service le 6 juillet 1882; elle est accouchée à terme et naturellement de son premier enfant le 10 juin. Elle allaite pendant trois jours, puis envoie son enfant en nourrice. Levée le neuvième jour, elle reprend son travail dès le lendemain, mais aussitôt sans contusion, sans gerçure, le sein droit s'enflamme ; un abcès se forme à la partie externe du mamelon et s'ouvre seul le 5 juillet.

Le lendemain de l'entrée à l'hôpital, le sein est encore turgescent, douloureux au toucher, en un mot assez vivement enflammé. L'ouverture laisse écouler du pus épais et bien lié. M. Redard, mon chef de clinique, voit la patiente et y constate la présence d'une notable proportion de glycose ; il prescrit les applications émollientes, le repos, l'immobilisation du sein.

Le lendemain matin, je vois la malade : elle est très soulagée, le sein est notablement diminué de volume, le pus s'est écoulé en quantité cousidérable, la rougeur, la sensibilité ont presque disparu. Les urines analysées aussitôt ne réduisent plus la liqueur cupro-potassique, et prennent seulement sous l'influence de ce réactif la coloration verte qu'on constate souvent dans les cas de glycosurie intermittente ou très légère. La guérison de l'abcès mammaire s'achève les jours suivants et toutes les recherches du sucre dans l'urine restent infructueuses.

Observation V (inédite).

Abcès mammaires ; lactosurie ; pas d'antécédents diathésiques. Guérison.

Joséphine B..., 22 ans, femme de chambre, entre à la Pitié, service de M. Polaillon, salle Gerdy, lit n° 6, le 25 septembre 1882. Santé antérieure excellente, ses parents vivent et se portent bien ; elle a sept frères, qui tous jouissent d'une bonne santé. Primipare : grossesse normale ; accouchement à terme et naturel le 20 août 1882.

L'enfant est bien portant ; l'allaitement se fait sans difficulté jusqu'au 18 septembre. A cette époque des crevasses se forment sur le mamelon du sein droit, des petits boutons blancs apparaissent snr l'auréole. L'allaitement devient douloureux, le sein est gonflé et dur ; l'appétit diminue ; soif vive et transpiration abondante surtout pendant la nuit. Cet état est loin de s'améliorer et la malade rentre à l'hôpital.

Le 26 septembre au matin, lendemain de son admission, nous constatons que le sein gauche est souple ; en le pressant nous en faisons facilement jaillir du lait ; empâtement du sein droit surtout à la partie interne. Gerçures sur le mamelon. La fièvre est manifeste, la température prise dans l'aisselle est de 38° ; la soif est excessive ; appétit nul, peau moite et transpiration évidente ; pas de polyurie. Salive alcaline et urine acide constatées au moyen du papier de tournesol. Densité de l'urine, 1,024, pas d'albumine ; les réactifs de Moore, de Böttger, de Muller, de Fehling signalent nettement la présence du sucre. La liqueur titrée de Fehling nous donne 7 gr. 40 de lactose par litre.

Le 3 octobre la fièvre a augmenté, la température est de 38,6 et les autres symptômes persistent.

La fluctuation est manifeste à la partie interne et inférieure de l'auréole. L'abcès est ouvert, il s'écoule une grande quantité de pus et de lait; injection d'eau phéniquée par la plaie, drain, pansement phéniqué, élévation et immobilisation du sein, repos au lit. Densité de l'urine 1,024 ; dosage de la lactose au moyen de la liqueur titrée de Fehling, 7 grammes par litre.

Le 7 octobre, l'urine, examinée de nouveau, contient toujours une quantité notable de lactose (3 gr. 80 par litre), la transpiration a diminué, la soif est moins vive, peu d'appétit, température prise dans l'aisselle 37,8 ; il s'écoule du pus bien lié et du lait par l'ouverture de l'abcès. Même pansement. Le 9, la malade, qui a toujours donné le sein gauche à son enfant, l'envoie en nourrice.

Le 11. Les seins sont tuméfiés, très douloureux, la température est à 38°; écoulement de pus et surtout de lait par le sein gauche. Pas d'appétit, persistance de la soif et de la transpiration. Urine, acide; densité, 1,024; 9 grammes de lactose par la liqueur titrée de Fehling. Purgatif salin. Continuation du pansement phéniqué. Le 15, le sein droit devient souple, le gauche possède un point de fluctuation à sa partie inférieure. Ouverture, écoulement de pus et d'une petite quantité de lait. La première ouverture se cicatrise; 3 grammes de lactose au moyen de la liqueur titrée de Fehling. Densité de l'urine, 1,021.

Le 18, l'appétit est revenu très vite, la soif a disparu; la transpiration a cessé; la plaie du premier abcès est cicatrisée, la cicatrisation de la seconde est prochaine. La malade est envoyée en convalescence au Vésinet.

Observation VI (inédite).

Abcès mammaires ; lactosurie ; guérison rapide.

Pauline M..., âgée de 30 ans, casquettière, entre à la Pitié, service de M. le professeur Verneuil, salle Lisfranc, lit n° 28, le 30 septembre 1882. Aucun antécédent héréditaire ; santé habituellement bonne. Deux premières grossesses normales ; œdème des membres inférieurs dans la troisième et dernière grossesse ; accouchement à terme et naturel le 7 septembre 1882.

Polydipsie depuis l'accouchement ; allaitement jusqu'au 12 septembre, jour où l'enfant est mis en nourrice ; des gerçures qui étaient survenues disparaissent ; le 18 septembre le sein gauche devient douloureux, la malade commence à transpirer ; applications de cataplasmes sur le sein ; mais comme la douleur du sein augmente, la malade rentre à l'hôpital.

Nous voyons la malade le 2 octobre : elle n'a pas de fièvre n de polyurie ; l'appétit est conservé ; les seins sont peu développés, mais sécrètent du lait d'une façon manifeste ; le sein droit est souple et indolent ; sein gauche un peu plus volumineux, tuméfié, sensible au toucher ; on constate une fluctuation évidente à sa partie inférieure et externe. Incision de l'abcès ; écoulement de pus bien lié et de lait ; drain, pansement phéniqué, élévation et immobilisation du sein, repos au lit, purgatif salin, un gramme d'iodure de potassium tous les soirs. Salive alcaline, constatée par le papier de tournesol ; urine acide, à son contact le papier de tournesol rougit ; pas d'albumine dans l'urine, les réactifs de Moore, de Böttger, de Fehling y décèlent la présence du sucre ; dosage fait avec la liqueur titrée de Fehling : 2 gr. 60 de lactose par litre ; densité, 1,021.

Le 6 octobre, l'état général est excellent; nous ne trouvons pas de sucre dans l'urine ; l'ouverture de l'abcès est à peu près cicatrisée ; il n'y a plus de sueurs.

Le 9 octobre, petit point fluctuant de la grosseur d'une noisette au-dessus de l'auréole du sein droit ; incision longue d'un centimètre, écoulement de quelques gouttes de pus et de sang. L'examen des urines est de nouveau négatif. On obtient difficilement une goutte de lait en pressant le bout du sein droit ; plus de trace de lait dans le sein gauche.

Le lendemain la malade quitte le service ; une petite cicatrice rouge occupe la place du premier abcès ; les deux lèvres de la petite plaie du second se sont accolées.

Observation VII (inédite).

Abcès du sein pendant la lactation ; lactosurie ; gourme jusqu'à 14 ans ; guérison rapide.

Prudence M.., 36 ans, lingère, entre à l'hôpital Tenon, service de M. Lucas-Championnière, le 6 octobre 1882. D'une taille moyenne, cette femme paraît jouir d'une bonne santé habituelle, cependant elle a été atteinte de la gourme jusqu'à 14 ans ; pas de ganglions engorgés ; variole à l'âge de 11 mois ; père ayant succombé à la même atteinte, mère bien portante. Menstruée à 12 ans et depuis cette époque d'une façon régulière, elle a fait cinq fausses couches et a eu trois accouchements à terme et naturels. Premier accouchement à 27 ans, allaitement et abcès du sein, dont elle a peu souffert. Rien à signaler pour la seconde grossesse à 32 ans. Pendant la troisième et dernière grossesse, varices; accouchement normal le 8 décembre 1881. L'allaitement a lieu sans difficulté jusqu'au 15 septembre dernier; à cette époque douleur au sein gauche qui va en augmentant les jours suivants; l'allaitement est continué, une soif très vive se montre : « elle ne pouvait, dit-elle, jamais trop boire, » et une transpiration abondante apparaît. Pas d'appétit; pas de polyurie.

Nous la voyons le 7 octobre, le lendemain de son entrée à l'hôpital; elle a peu de fièvre. Le sein droit, souple, sécrète du lait en abondance. Depuis le 18 octobre, l'allaitement ne se fait plus avec le sein gauche, mais il renferme une assez grande quantité de lait; ce sein a un empâtement notable et, à la partie interne et inférieure, fluctuation manifeste. Salive alcaline constatée avec le papier de tournesol; urine acide au papier de tournesol; pas d'albumine; les réactifs de Moore, de Böttger, de Mulder et de Fehling signalent la lactose dans l'urine, dont la densité est de 1,022; le dosage à l'aide de la liqueur de Felhing nous donne 3 grammes de lactose par litre.

Le 8 octobre l'abcès est ouvert; écoulement abondant de lait et de pus bien lié. Drain, pansement phéniqué, élévation et immobilisation du sein, repos au lit.

Le 16 octobre, induration au-dessous de l'ouverture de l'abcès et s'étendant de quelques centimètres de chaque côté. La plaie est en bonne voie de cicatrisation. Un peu de transpiration, appétit et soif ordinaires. Le réactif de Mulder signale seul la présence du sucre. Le 19, pas de sueurs dans l'urine, pas de transpiration, guérison complète de l'abcès sauf l'induration, qui persiste. La malade quitte l'hôpital.

Observation VIII (inédite).

Abcès mammaires multiples; lactosurie; guérison rapide.

N..., 32 ans, ménagère, entre à l'hôpital Tenon, service de M. Lucas-Championnière, lit n° 2, le 11 octobre 1882. Fleurs blanches; prolapsus utérin avant toute grossesse; paraît jouir d'une assez bonne santé. Son père atteint d'un épithélioma de la face a succombé à la suite d'une chute. Réglée pour la première fois à 18 ans et depuis d'une façon normale; première grossesse et accouchement régulier à 25 ans. Sa seconde et dernière gros sesse est aussi normale ; accouchement naturel et à terme le 10 novembre 1881, d'un garçon bien constitué.

N..., allaite son enfant ; rien d'anormal jusqu'au 2 octobre dernier, époque où elle s'aperçoit que de petits boutons blancs se forment sur le mamelon gauche. Le sein devient en même temps douloureux, elle cesse l'allaitement de ce côté-là, et le 11 ouverture spontanée d'un abcès sur l'auréole en dedans du mamelon ; elle entre le jour même à l'hôpital.

Le lendemain nous voyons la malade qui transpire et se plaint de la soif ; cet état dure depuis qu'elle souffre du sein ; peu de fièvre ; pas d'appétit, les aliments lui paraissent d'un mauvais goût. Emission de l'urine pas plus abondante que d'habitude. Le sein droit est souple, indolent, jet de lait en pressant le bout du sein. L'ouverture de l'abcès a l'aspect d'une ulcération de 3 centimètres de long sur 2 de large à grandes extrémités arrondies; il s'en écoule du pus mêlé de lait. Salive alcaline et urine acide au papier de tournesol ; densité de l'urine, 1,021, lactosurie reconnue à l'aide de réactifs de Moore, de Böttger, de Mulder et de Fehling. Le dosage avec la liqueur titrée de Fehling donne 2 gr. 80 de lactose par litre. Pas d'albumine.

Le 14, la transpiration a cessé, la soif a bien diminué. L'ulcération du premier abcès est un peu moins grande. Nouvelle fluctuation sur le bord externe et supérieur du sein gauche. Ouverture au bistouri, écoulement d'une petite quantité de pus et de lait. Pansement phéniqué, élévation et immobilisation du sein ; continuation du repos au lit. Nous examinons de nouveau l'urine, le réactif de Mulder y signale toujours du sucre, rien par le bismuth et la potasse. La liqueur de Fehling prend une couleur vert-pomme, nous la laissons dans le tube à expérience ; huit heures après, abondant précipité d'oxyde de cuivre, au-dessus teinte vert-pomme magnifique jusqu'à la moitié du liquide; la partie supérieure du liquide est bleue, limpide comme la liqueur normale de Fehling.

Le 18, ouverture d'un petit abcès à la partie inférieure de la mamelle gauche ; nulle trace de sucre dans l'urine. Le même traitement est continué.

Le 22, ouverture d'un autre abcès à la partie supérieure du même sein. Ecoulement d'une petite quantité de sang et de pus. Le sein présente alors quatre plaies : les trois dernières sont très petites ; la première, qui existe sous la forme d'une ulcération, est de la longueur d'une pièce de cinquante centimes.

Le 1er novembre, il n'existe plus à la partie interne de l'auréole qu'une très petite ulcération, dernier vestige du premier abcès. Le sucre n'a pas reparu dans l'urine. La malade est considérée comme guérie. Le sein siège des abcès ne sécrète plus de lait, l'autre en sécrète toujours abondamment ; mais l'enfant qui est vigoureux et qui a presque un an ne s'en contente pas, il prend en outre du lait de vache.

Observation IX (inédite).

Accouchement naturel; abcès mammaire; lactosurie; pas d'antécédents diathésiques. Guérison rapide.

Mme X..., habitant Saint-Martin (Seine-et-Oise), âgée de 24 ans, est cliente de notre ami le Dr Darène. Cette jeune femme élancée, blonde, d'un tempérament lymphatique, ne possédant aucun antécédent diathésique, est d'une assez bonne santé. Elle est atteinte de flueurs blanches et a été réglée à 14 ans; grossesse normale; le 16 août 1882, accouchement à terme et naturel d'un gros garçon.

Au bout de quatre semaines, il est survenu des gerçures sur le mamelon du sein gauche, l'allaitement devenu très douloureux a été interrompu ; on a donné le biberon à l'enfant. La mère ne suit aucun traitement pour faire disparaître son lait, ses gerçures guérissent, mais le 10 octobre le sein gauche devient douloureux. Le 14, le Dr Darène est appelé, il constate que le sein en question est tuméfié; douleur très vive surtout sur le côté externe ; le mamelon pressé laisse sourdre du lait ; le sein droit est souple, indolent et sécrète du lait en assez grande abondance. La fièvre est manifeste, le thermomètre placé dans l'aisselle accuse 38°,8 ; appétit nul, soif vive, pas de polyurie, mais sueurs abondantes depuis trois jours. Le traitement prescrit est le suivant : repos au lit, élévation et immobilisation du sein, cataplasmes de fécule, un purgatif salin, en prendre un autre dans trois jours, 0 gr. 50 centigr. d'iodure de potassium tous les soirs. L'examen de l'urine est demandé : nous constatons d'une façon très manifeste la présence du sucre à l'aide des réactifs de Moore, de Böttger, de Mulder, de Fehling. Densité de l'urine, 1,024 ; la liqueur titrée de Fehling nous donne 4 gr. de lactose par litre ; pas d'albumine.

Le 18, la fluctuation est évidente sur tout le segment externe du sein gauche ; grande sensibilité à la pression, peu d'appétit, soif toujours vive, sueurs toujours abondantes, pas de polyurie marquée ; température sous l'aisselle, 38°2 ; l'abcès est ouvert avec l'instrument tranchant, il s'en écoule un pus abondant et jaunâtre mêlé de lait. Drain placé dans la plaie et continuation du même traitement. L'urine examinée donne une densité de 1,023 et 2,80 de lactose par litre.

Deux jours après, la fièvre est tombée, l'appétit revient, la soif diminue, la sueur a presque disparu et le sein laisse écouler par la plaie du pus et du lait en petite quantité. Le même traitement est continué sauf les cataplasmes, qui sont remplacés par des compresses d'eau émollientes. La densité de l'urine est de 1,020; l'urine traitée par la potasse brunit légèrement ; le réactif de Mulder y décèle nettement la présence du sucre, le bismuth est négatif, l'oxyde de cuivre du réactif de Fehling n'est précipité qu'après une ébullition de quelques minutes.

Huit jours après l'ouverture de l'abcès, l'appétit est complètement revenu, la soif a disparu, il n'y a plus de sueurs, le sein droit sécrète peu de lait, on n'en obtient pas par la pression du mamelon gauche et, comme trace de l'abcès, il n'existe plus qu'une cicatrice rouge, d'une largeur de 3 centimètres environ. L'examen des urines est négatif.

Observation X (inédite).

Abcès mammaires ; lactosurie ; guérison rapide.

Hortense P..., 20 ans, couturière, entre à l'hôptital Tenon, service de M. Lucas-Championnière, lit n° 5, le 22 octobre 1882. Petite taille; bonne constitution; pas d'antécédents diathésiques; menstruation à 13 ans, règles régulières, mais durant de 10 à 12 jours; accouchée pour la première fois et naturellement à 18 ans. Rien d'anormal dans sa dernière grossesse et accouchement tout à fait régulier d'un garçon bien constitué, le 3 octobre 1882.

L'enfant prend le sein pendant huit jours, des gerçures surviennent aux deux mamelons; l'allaitement maternel devenu très douloureux est suspendu et l'enfant est nourri au biberon. Les seins se tuméfient et sont sensibles à la plus petite pression; cet état disparaît pour le sein gauche, mais le sein droit fait souffrir de plus en plus la malade, qui entre à l'hôpital avec son enfant.

Nous voyons la malade le 23 octobre : pas de polyurie ; transpiration remarquée pendant la nuit depuis qu'elle est souffrante. Soif assez vive, pas d'appétit, pas de fièvre. La nuit dernière a été très pénible. Le sein gauche, indolent, souple, possède à sa partie inférieure un petit point dur de la grosseur d'un pois; il n'y a plus de gerçures. Le sein droit dont les gerçures ont également disparu est plus volumineux et tuméfié ;

fluctuation très évidente à la partie interne et inférieure; ouverture de l'abcès, écoulement de quelques gouttes de sang, de pus de bonne nature et de beaucoup de lait. Injection d'eau phéniquée, drain, pansement phéniqué, immobilisation et élévation du sein, repos au lit. Salive alcaline, urine acide : ces réactions sont constatées avec le papier de tournesol. Densité de l'urine 1,022 ; pas d'albumine; lactosurie manifeste par les réactifs de Moore, de Böttger, de Mulder et de Fehling; le dosage de la lactose à l'aide de la liqueur titrée de Fehling nous donne 3 gr. 40 par litre.

Le lendemain ouverture d'un second abcès au même sein et sur le côté interne de l'auréole. Cet abcès est profond et laisse encore écouler beaucoup de lait et du pus bien lié. Même traitement.

Le 27, le sein droit est en bonne voie de guérison, mais le sein gauche est devenu douloureux; il y a empâtement de toute la partie interne et inférieure. Nous constatons encore la présence du sucre par les réactifs de Moore et de Mulder; mais nous ne pouvons en déterminer la quantité, car la liqueur de Fehling ne fait que verdir après quelques secondes d'ébullition. Densité de l'urine 1,020. Peu de fièvre, soif ayant beaucoup diminué ainsi que la transpiration. Pas d'appétit.

Le 2 novembre, le sein droit est guéri; fluctuation manifeste à la partie interne et inférieure du sein gauche, ouverture de l'abcès, pus assez abondant, mais peu de lait. Drain, pansement phéniqué, élévation et immobilisation du sein. Le 6 novembre, l'incision faite au sein gauche se cicatrise, aucun écoulement, mais rougeur de la peau et induration peu étendue dans les parties qui l'avoisinent. Nulle trace de lactose dans l'urine dont la densité est de 1,018. La soif et la transpiration ont disparu. La malade reste dans le service pour une autre affection; il y a une dizaine de jours, alors qu'elle avait encore du sucre dans l'urine, elle a été prise de douleurs dans le bas-ventre; le côté droit est surtout sensible et tout fait penser à une inflammation du ligament large. Depuis qu'il tète au biberon, l'enfant est devenu chétif et paraît maladif.

De l'ensemble de ces faits découlent un certain nombre de déductions qui ont leur place indiquée dans l'étiologie, les symptômes, le diagnostic, le pronostic et le traitement des abcès du sein avec lactosurie chez les femmes en lactation; mais qu'on ne s'attende pas à nous voir traiter ces différentes questions à un autre point de vue que celui des relations de la suppuration mammaire avec l'hyperglycémie des nourrices.

Etiologie et pathogénie. — L'allaitement est essayé, lorsqu'un traumatisme du sein, des érosions du mamelon, des causes variées comme une maladie de l'enfant, sa mort ou son envoi en nourrice, en produisent la cessation plus ou moins brusque ; cet arrêt, souvent subit, n'empêche pas le sang d'affluer dans la glande mammaire, la sécrétion lactée continue également, mais le lait n'est plus excrété, d'où un engorgement laiteux qui souvent donne lieu à des abcès dans la glande elle-même. Ces abcès ne se remarquent guère chez les femmes qui viennent d'accoucher, ils surviennent habituellement chez celles qui allaitent, et comme le fait observer Velpeau, J.-J. Rousseau s'est grossièrement trompé dans son Émile lorsqu'il dit que les femmes qui n'allaitent point leurs enfants sont plus sujettes aux abcès du sein que celles qui nourrissent.

La nourrice ne donne donc plus à teter pour une cause ou pour une autre, la stase du lait dans la mamelle en est la conséquence, cette rétention a pour effet la résorption du lait, et, d'après M. Kaltenbach, de quelques autres de ses éléments, eau, sels, tandis que la proportion de graisse et de caséine augmente dans le liquide restant. Le sucre résorbé passe au moins en partie dans l'urine, puisque, comme nous l'avons montré, il y a toujours lactosurie là où il y a rétention lactée.

Comment a lieu cette résorption, comment de la mamelle le sucre de lait se trouve-t-il transporté dans le rein et excrété dans les urines? C'est une question complexe qui n'est pas encore résolue. M. le professeur Ch. Bouchard se demande si de même qu'une injection intra-veineuse de sucre produit la glycosurie, si de même ce n'est pas par un phénomène analogue que la lactose passant dans le sang produit la lactosurie. Pour M. de Sinéty, cette résorption du sucre de lait n'a pas lieu par l'intermédiaire du système veineux, car il a constaté que le sang artériel qui rentre dans la glande mammaire est plus riche en sucre que le sang veineux qui en sort. M. P. Bert ne croit pas cette expérience concluante, car le traumatisme produit a pu modifier les conditions de la sécrétion lactée à l'état normal et il admet que cette résorption aurait lieu par la voie des lymphatiques. Mais ceci n'est encore qu'une hypothèse: tout ce que l'on sait, c'est que la lactosurie apparaît lorsque le sang contient de 4 à 6 gr. de sucre par kilogramme.

Ce sucre de lait qu'on trouve dans l'urine vient-il réellement de la mamelle? Cela est certain, puisque, comme nous l'avons déjà dit, il n'a pas été possible à M. de Sinéty d'obtenir la lactosurie chez les femelles de mammifères ayant mis bas et auxquelles il avait enlevé les mamelles. Nous avons dit encore que M. Paul Bert avait trouvé dans la mamelle une snbstance lactogène; ce qui le prouve également, c'est l'absence complète, et dans n'importe quelle circonstance, de sucre dans l'urine des femmes en gestation, et sa présence facilement contestable chez les femmes à la montée laiteuse et chez les nourrices dans certaines circonstances. « Pour démontrer, dit M. le professeur Verneuil, que le travail de la lactation préalable est nécessaire à l'apparition accidentelle du sucre dans l'urine, il fallait rencontrer un abcès mammaire survenant hors de la montée laiteuse et ne provoquant pas la glycosurie. Or, ce cas vient d'être ces jours-ci observé dans mon service ».

Observation XI (Verneuil).

J... (Jeanne), 23 ans, couturière, grande taille, assez bonne constitution, considérablement anémiée ; première grossesse marchant normalement et sans incident jusqu'au septième mois et quelques jours. A cette époque, dans les derniers jours de juin, J... reçut à la partie supérieure et interne du sein gauche un coup de pierre. La mamelle se gonfla considérablement et rapidement, puis devint le siège d'une inflammation intense. On fit des applications émollientes, et au bout d'une quinzaine de jours un abcès volumineux s'ouvrit spontanément. La malade se décida alors à entrer à l'hôpital, où elle fut reçue le 15 juillet.

Les seins sont assez volumineux. Celui du côté gauche présente une ouverture qui donne issue à une certaine quantité de pus bien lié, on constate une induration assez considérable, une rougeur étendue à plusieurs centimètres autour de l'orifice de l'abcès et une sensibilité au toucher encore très manifeste. La mamelle saine est indolente, assez ferme au toucher, mais ne sécrète point de lait.

L'état général est satisfaisant ; il n'y a ni fièvre, ni malaise, ni polydipsie, ni polyurie. L'enfant est bien vivant. Nous faisons à deux reprises différentes l'analyse des urines, qui reste complètement négative.

Pour nous, la rétention lactée à divers degrés détermine seule la lactosurie, mais nous admettons parfaitement qu'une femme à l'état puerpéral puisse avoir dans l'urine de la glycose ou de la lactose : de la lactose dans les cas que nous avons désigné, de la glycose parce qu'elle est diabétique. Nous voyons en effet dans « Les grands processus morbides » de M. le professeur Picot que, d'après Bell, la lactation, surtout la lactation prolongée, est une cause fréquente de glycosurie permanente. Nous relevons dans « Les maladies par ralentissement de la nutrition » de M. le professeur Ch. Bouchard un cas indéniable de diabète intermittent qui est peut-être devenu permanent à la suite d'une seconde grossesse. M. le professeur Bouchard s'exprime ainsi : « Chez une femme qui était devenue diabétique au cours d'une première grossesse et qui, restant glycosurique pendant l'allaitement, fut guérie par la suppression de la lactation, une seconde grossesse ramena le diabète. Au quatrième mois de l'allaitement, cette femme perdait chaque jour, dans trois litres et demi d'urine, une quantité de sucre qui s'élevait à 229 grammes. Je pus constater en commun avec M. Ducom que ce sucre consistait exclusivement en glycose et qu'il n'y avait pas de traces appréciables de lactose. »

Le diabète peut également par son influence produire un abcès de la mamelle, de même qu'il en produirait un dans toute autre région. M. le professeur Verneuil en rapporte une observation.

Observation XII (Verneuil).

Glycosurie ancienne. Abcès spontané du sein.

Le 1er juillet 1882, je vois dans mon cabinet Mme X..., 42 ans, petite taille, embonpoint considérable, faiblement réglée, affectée d'un abcès du sein gauche. Le mal a débuté sans cause appréciable quinze jours auparavant. Un noyau d'induration formé à la partie inférieure de la mamelle s'est accru peu à peu et a fini par s'ouvrir il y a trois jours. Le pus est rongeâtre, mélangé de sang. Les bords de l'orifice sont décollés, violacés, livides, comme s'il s'agissait d'un abcès scrofuleux ou d'une tumeur gommeuse ulcérée. Les douleurs sont médiocres et la palpation de la glande au voisinage même du foyer est très supportable. Mme X... n'a point interrompu ses occupations, elle a seulement évité de se servir du bras gauche.

Frappé de l'indolence relative de cet abcès, de sa formation spontanée en l'absence de toute cause traumatique ou autre et de l'obésité de la patiente, je demande que l'analyse des urines soit faite.

Mme X... me rappelle qu'elle est venue déjà me consulter deux années auparavant ponr un gonflement de la jambe avec eczéma et ulcérations superficielles, que j'ai réclamé dès ce moment l'examen chimique des urines et qu'on y a constaté la présence du sucre en quantité très appréciable. Les lésions de la jambe ayant cédé à un traitement approprié, la malade ne s'est pas autrement occupée de sa glycosurie et ne lui a opposé ni médication ni régime. Cette glycosurie persiste certainement aujourd'hui, car il y a soif vive et polyurie évidente. Une analyse faite ces jours derniers a révélé l'existence du sucre : environ 25 grammes sont rendus dans les vingt-quatre heures.

Il nous faut faire une autre remarque. Dans le cas d'abcès du sein avec lactosurie que nous avons rapporté, lorsque nous avons examiné l'urine, l'abcès existait déjà, il y avait lactosurie d'une façon évidente, et, pour nous, d'après les faits que nous avons observé et que nous rapportons au commencement de ce chapitre, deux cas fort différents s'étaient présentés. Dans certaines circonstances, des lésions du mamelon avaient rendu l'allaitement trop douloureux et l'avait fait supprimer du côté lésé, d'où engorgement de la mamelle et lactosurie ; cet engorgement et l'hyperglycémie consécutive avaient dû jouer un grand rôle dans la production de l'abcès mammaire. Si l'abcès n'était par survenu, le mamelon guéri, la lactosurie aurait disparu rapidement par la reprise de la lactation du côté affecté ; sans l'abcès, si l'allaitement avait déjà été abandonné, on aurait vidé le sein sans grandes douleurs ; aussi croyons-nous pouvoir dire que si l'abcès n'est pas la cause première de la lactosurie, c'est lui qui l'entretient, et nous voyons que, lorsqu'il s'est ouvert et qu'il s'est écoulé par la plaie une grande quantité de lait, le sucre diminue et disparaît rapidement de l'urine. Dans d'autres circonstances, c'est l'inflammation primordiale de la glande mammaire qui détermine la rétention du lait, puis la lactosurie qui n'en est que la conséquence ; dans ces cas, l'abcès est bien réellement la cause première de l'apparition du sucre dans l'urine. Enfin dans l'un et l'autre cas, quel que soit le point de départ de la lactosurie, nous constatons que l'abcès du sein la prolonge en empêchant l'excrétion du lait ; mais est-il ouvert, une partie du lait s'écoule par cette ouverture artificielle, la quantité qui reste dans la mamelle n'est plus suffisante pour entretenir l'hyperglycémie du sang et celui-ci se débarrassant sans relâche de son sucre à travers le filtre rénal est bientôt revenu à son état normal.

Après la guérison de l'abcès, nous n'avons pas vu

reprendre l'allaitement avec le sein qui avait été affecté, mais il est facile de voir ce qui serait arrivé : les succions de l'enfant auraient vite rappelé le lait dans la glande mammaire et celle-ci, plus ou moins atteinte dans son parenchyme par l'abcès lui-même ou par les incisions faites pour favoriser l'écoulement du pus, ayant une induration plus ou moins considérable dans quelques-unes de ses parties, présentant des cicatrices d'une étendue et d'une profondeur variables, aurait, pour l'une de ces causes, quelques canaux galactophores fermés ou diminués de calibre et, suivant l'étendue de ses lésions, il pourrait en résulter une rétention laiteuse suffisante pour ramener d'abord la lactosurie et plus tard de nouveaux abcès. Nous empruntons à M. Blot un fait qu'il a cité dans un discussion avec M. de Sinéty à la Société de biologie ; notre interprétation n'est pas la même, mais nous croyons que ce fait prouvera une partie de ce que nous venons de dire : « Une femme cesse d'allaiter et laisse son enfant à l'hôpital. Quelque temps après, elle le reprend et le présente à M. Blot, dans un état d'amaigrissement complet, avec cet air de vieillard que l'on connaît. Elle était accouchée depuis trois mois ; l'un de ses seins avait été criblé d'abcès ; de plus, elle avait eu une fièvre intermittente ; cependant elle a donné le sein à son enfant et le lait a reparu au commencement de la lactation. M. Blot n'a pas trouvé de sucre ; le lendemain il en trouve une légère quantité ; enfin, au bout de cinq jours, la sécrétion lactée était manifeste et le sucre était en quantité notable dans l'urine. » C. R. Soc. biol.

Symptômes. — Les malades sont prises de frissons, de fièvre ; la température s'élève ; le sein engorgé est comme plaqué sur le thorax et représente cet hémisphère rêvé par les poètes et les sculpteurs ; l'appétit disparaît, la malade est altérée et il s'établit une transpiration d'une intensité variable. Si l'inflammation est le point de départ de la rétention lactée, souvent elle sera le prélude d'un abcès du sein : alors les frissons, la fièvre augmentent, la douleur empêche la malade de dormir ; la mamelle est plus chaude, on sent dans sa profondeur des noyaux, des bosselures qui tendent à se ramollir ou à disparaître, et c'est là que la pression est surtout douloureuse. Les deux seins peuvent être le siège d'abcès ou bien l'un d'eux seulement. Un lobe est pris, mais les lobules qui le composent peuvent ne pas s'enflammer et suppurer en même temps, et l'on a ainsi sur la même glande de petits abcès à des différentes périodes de leur évolution. L'abcès évolue en quinze jours, un mois, puis, il s'ouvre à l'extérieur, il s'en éconle du pus et du lait, ce qui indique la rupture des canaux galactophores ; les malades ne souffrent plus, en quelques jours tous les symptômes disparaissent, et dans la plupart des cas il ne restera plus qu'une induration partielle de la mamelle qui, elle aussi, diminuera chaque jour.

Diagnostic. — Le diagnostic des abcès du sein en général ne présente aucune difficulté, mais reconnaître un abcès glandulaire est une autre affaire ; tout sera en sa faveur lorsqu'on verra un abcès survenir chez une nourrice ayant un engorgement de la mamelle et il n'y aura plus de doute possible si, à l'ouverture du foyer, on voit sortir un mélange de pus et de lait. Les indurations localisées qui leur succèdent souvent pourraient être confondues avec des tumeurs malignes commençantes, mais ce qui permettrait de les distinguer ce sont les commémoratifs, leur mobilité et leur manque d'adhérence avec la peau et les tissus circumvoisins. Dans le cas qui nous occupe, il faut encore constater la lactosurie; cette constatation était un des points capitaux de notre travail; aussi avons-nous cru devoir suivre une marche déterminée dans la recherche de la lactose et dans son dosage. Nous avons pensé que pour nous mettre à l'abri de tout reproche, nous devions employer plusieurs réactifs et ne conclure à la présence du sucre que lorsqu'ils nous auraient tous donné un résultat positif.

Pour éviter les discussions, nous n'avons pas employé la polarimétrie : cela peut-être nous eût exposé à des erreurs non seulement à cause de notre inexpérience dans le maniement du polarimètre, mais encore parce que toutes les urines que nous avons vues étaient acides ; or, d'après M. Haas, il existe dans les urines acides un principe non déterminé qui devie à gauche la lumière polarisée et qui empêche la déviation à droite quand même l'urine renfermerait de la lactose. Nous nous sommes servi des réactifs de Moore, de Böttger, de Mulder et de Fehling, et c'est avec la liqueur de Fehling que nous avons dosé la lactose. Nous croyons devoir indiquer la composition de ces réactifs, la manière dont nous les avons employé ainsi que la façon dont nous avons fait le dosage du sucre de lait; c'est cette raison qui nous a empêché d'y insister dans nos observations.

Réactif de Moore. — Moore employait une solution aqueuse de potasse caustique : comme nous l'avons souvent vu faire, au lieu de cette solution, nous avons employé des pastilles de potasse caustique. Dans deux tubes à expérience, nous avons mis quelques centimètres cubes de l'urine suspecte : dans l'un nous avons ajouté une pastille de potasse et nous l'avons chauffé sur la lampe à alcool; si l'urine est sucrée elle prend, sous l'influence de la chaleur et de la potasse, une teinte plus foncée qui augmente par le refroidissement. Le liquide, s'il renferme peu de sucre, a peu bruni, mais nous avons alors comme point de comparaison le second tube, qui contient de la même urine et nous pouvons ainsi saisir les plus faibles changements de nuance.

Réactif de Bottger. — Nous nous sommes d'abord assuré que l'urine ne contenait pas d'albumine et que la malade ne suivait pas un traitement où entraient le fer, le mercure, le plomb ou le cuivre. Dans un tube à expérience, nous ajoutons à un volume d'urine un volume égal d'une solution de carbonate de soude ainsi formée : une partie de carbonate de soude pour trois parties d'eau distillée; puis nous ajoutons une très petite quantité de sous-nitrate de bismuth bien pur. Nous chauffons ce mélange à la lampe à alcool et suivant la quantité de lactose, le sous-nitrate de bismuth prend une coloration grise plus ou moins foncée, mais il conserve sa blancheur si l'urine n'est pas sucrée.

Réactif de Mulder. — Nous avons aussi employé le réactif de Mulder parce que, d'après M. le professeur Jaccoud, il signale dans l'urine une petite quantité de sucre là où sont impuissants les réactifs de Moore, de Böttger, de Fehling. M. le professeur Jaccoud s'exprime ainsi : « On verse dans l'urine quelques gouttes d'uno solution de carmin d'indigo alcalinisée avec du carbonate de soude, et l'on chauffe. S'il y a du sucre, le mélange, primitivement bleu, devient vert, puis rouge pourpre, rouge violet, et il passe enfin au jaune clair. Si l'on agite alors la solution de manière à faire agir sur elle l'oxygène de l'air, le jeu des couleurs se reproduit en sens inverse, le jaune disparaît pour faire place au pourpre, au vert, et enfin au bleu ; par le repos la teinte jaune revient définitivement. Cette réaction est très brillante, et elle est d'une exquise sensibilité ; mais il faut avoir soin d'employer une solution d'indigo très faible si l'urine ne renferme que des traces de sucre.

« J'ai longuement étudié ce réactif, et je puis ajouter à ces données quelques notions utiles. Ce qui est caractéristique, c'est la production successive des teintes et l'arrêt au jaune clair (couleur de la liqueur de la Chartreuse) au moment de l'ébullition ; il ne faut pas s'en rapporter uniquement au changement de nuance de la liqueur, il faut que ce changement se produise exactement dans les conditions indiquées. Il n'est pour ainsi dire pas d'urine qui ne fasse varier la couleur fort peu stable du carmin d'indigo alcalinisé, mais il n'y a que l'urine sucrée qui détermine les modifications définies que j'ai décrites; elles sont caractéristiques, non seulement par leurs teintes, mais aussi parce qu'elles sont complètes au moment de l'ébullition. Les changements produits par l'urine non sucrée se manifestent principalement pendant le refroidissement; de là cette proposition qui résume toute l'histoire de ce réactif : une urine qui amène à l'ébullition la teinte jaune chartreuse persistante contient du sucre. Certains métaux qui peuvent être accidentellement contenus dans l'urine font aussi virer le carmin d'indigo : c'est le plomb, le fer, le cuivre, et surtout le mercure; mais il n'y a pas d'erreur possible; car alors même que la teinte arrive au rouge jaunâtre, ce qui est le cas pour le mercure, elle n'atteint pas le jaune caractéristique à l'ébullition. »

Réactif de Fehling. — La liqueur de Fehling a été préparée d'après cette formule :

Sulfate de cuivre cristallisé.... 35 grammes.
Eau distillée................ 200 grammes.

On fait à part la solution suivante :

Tartrate de potasse et de soude cristallisée. 175 gr.
Lessive de soude caustique d'une densité
de 1,10........................ 550 gr.

Mélangez ensuite les deux solutions, agitez pour que la dissolution s'opère et ajoutez :

Eau distillée, quantité suffisante pour faire un litre.

Nous avons employé des sels purs pour cette préparation et nous l'avons conservée dans un lieu frais et obscur.

Lorsque nous avons voulu faire usage de la liqueur de Fehling, nous en avons mis quelques centimètres cubes dans un tube à expérience, nous avons maintenu cette liqueur en ébullition pendant une minute et nous l'avons toujours vue rester claire et transparente. Nous ajoutions alors une quantité égale d'urine filtrée et, chauffant de nouveau jusqu'à ébullition, nous voyons si la réduction du protoxyde de cuivre avait lieu. Jamais nous n'avons prolongé l'ébullition au delà de quelques secondes, car nous savions que la réduction du sel de cuivre avait lieu à la longue avec le mucus, l'acide urique, la mucine, l'hypoxanthine, la cellulose, le tannin, etc.

Dosage de la lactose. — Nous avons dosé la lactose avec la liqueur de Fehling dont nous venons de donner la formule. Nous avons fait le titrage de cette liqueur avec de la lactose parfaitement pure et nous avons vu qu'il fallait 8 centigrammes de lactose pour réduire complètement 20 centimètres cubes de la liqueur. Ce point fixé, nous avons cherché le volume d'urine nécessaire pour décolorer ces 20 centimètres cubes de la liqueur de Fehling, en remarquant que ce volume d'urine équivalait à 8 centigrammes de lactose.

Les urines qui ont fait l'objet de notre dosage renfermaient peu de sucre ; aussi nous ne les avons jamais étendues d'eau, prêt à le faire si nous en remarquions l'utilité. Nous avions d'une part un matras de verre dans lequel nous versions au moyen d'une pipette graduée 20 centimètres cubes de la liqueur de Fehling, et nous y ajoutions un volume d'une solution de soude caustique, à 10 pour 100, puis au moyen d'une lampe à alcool nous chauffions le matras.

D'autre part nous remplissions d'urine lactosurique préalablement filtrée une burette divisée en dixièmes de centimètre cube, et lorsque la liqueur entrait en ébullition, à l'aide de la burette, nous y laissions tomber de l'urine goutte à goutte, en ayant soin, vers la fin de l'opération, de ne verser l'urine qu'après quelques secondes d'ébullition de façon qu'il n'y ait pas un excès d'urine dans la liqueur, et nous nous arrêtions lorsque la décoloration de cette dernière était complète. La quantité d'urine qui avait réduit exactement 20 centimètres cubes de la liqueur de Fehling contenait non moins exactement 8 décigrammes de lactose et, divisant le chiffre qui représentait cette quantité d'urine par 1,000 centimètres cubes d'urine, nous obtenions un nombre qui, multiplié par 8, nous donnait la quantité de lactose que renfermait un litre de l'urine examinée.

Maintenant il nous reste à préciser un dernier point. Si nous avons dit que c'était de la lactose que contenait l'urine dans les différentes circonstances que nous avons signalées et plus particulièrement dans les abcès du sein, c'est parce que nous n'avons constaté la présence du sucre que dans la rétention lactée et que, depuis les travaux de M. Hofmeister, ce n'est plus un doute pour personne que c'est du sucre de lait que contient l'urine des nourrices dans certains cas déterminés. D'ailleurs ce n'est pas chose facile que d'obtenir des cristaux de sucre de lait, car, comme nous l'avons vu, la lactose est en petite quantité dans l'urine ; aurions-nous réussi, nos expériences n'auraient rien ajouté à la certitude de ce fait démontré par M. Hofmeister et confirmé depuis par de si hautes autorités.

Pronostic. — Les abcès du sein avec lactosurie sont douloureux comme les autres abcès mammaires ; comme eux, ils ne mettent pas habituellement en danger la vie des malades.

Cependant on doit tenir grand compte des antécédents diathésiques qui rendent le pronostic moins favorable ; il est aussi prudent de réserver son pronostic tant que la lactosurie n'a pas disparu, car elle peut amener des complications ainsi que nous en avons rapporté un cas (observation X). Enfin, la plupart des femmes qui continuent l'allaitement avec la mamelle saine, et malgré les abcès qui frappent un seul sein, arrivent à des résultats favorables pour elles et pour leurs nourrissons.

Traitement. — Le traitement des abcès mammaires avec lactosurie varie suivant le moment où l'on est appelé.

A. *Traitement prophylactique.* — Deux cas peuvent se présenter : 1° La mère est enceinte et elle ne doit pas allaiter son enfant. Il suffit après l'accouchement de faire disparaître le lait d'après les moyens que nous indiquerons plus loin. 2° La mère doit allaiter. Une des principales causes des abcès mammaires résulte des gerçures du mamelon ; si donc on peut les prévenir, on empêche souvent le développement de l'abcès. Deux mois au moins avant l'accouchement, il faut durcir l'épiderme du mamelon et donner à ce dernier des proportions et une forme convenables. Si, dans ce but, on a recours à une pompe ou à une ventouse, il faut agir avec précaution ; ce qui vaut mieux, c'est de presser chaque jour le mamelon entre les doigts en exerçant de légères tractions. On pratique en même temps des lotions astringentes ou toniques, lotions faites avec une solution légère de tannin ou de quinquina, une infusion vineuse de roses de Provins ou une décoction de feuilles de noyer. Ensuite on essuie convenablement le mamelon et on le laisse quelques minutes exposé à l'air de façon à diminuer peu à peu sa susceptibilité. La délivrance arrive, n'attendez pas la montée laiteuse, et, quelques heures après, faites prendre le sein à l'enfant en ayant soin après chaque tetée de préserver du froid la mamelle.

B. *Traitement curatif.* — 1° Des ulcérations se sont produites ; la femme cesse l'allaitement; alors il faut les traiter et supprimer la sécrétion glandulaire. Si la femme veut continuer à nourrir il est encore plus important de soigner ces ulcérations ; on les lave avec de l'eau de guimauve ou avec une légère solution d'alun, on les cautérise légèrement avec le crayon de nitrate d'argent, puis on étend sur elles une couche épaisse de collodion. Dans les cas où l'allaitement a cessé, cette pratique a l'avantage de priver les ulcérations du contact de l'air et, s'il est continué, il les préserve en outre de la salive du nourrisson et des tractions continuelles exercées pendant la succion. De plus, il faut employer des mamelons artificiels.

S'il y a de la fièvre, donnez du sulfate de quinine deux fois par jour à la dose de 30 centigrammes.

2° L'engorgement est survenu. Que la femme cesse ou continue l'allaitement, il faut vider la mamelle et appliquer des cataplasmes émollients. Ce qui vaut le mieux pour vider le sein, ce sont encore des lèvres de mercenaire : si la femme nourrit, cette pratique a lieu à des heures fixes ; dans le cas contraire, on les éloigne de plus en plus.

3° L'inflammation s'est ajoutée à l'engorgement ou inversement l'engorgement s'est ajouté à l'inflammation. Continuez le même traitement en observant la même distinction, arrosez les cataplasmes de laudanum et, si les douleurs sont trop vives, associez le sulfate de quinime aux opiacés.

4° Le pus s'est collecté. Dans tous les cas lorsque la fluctuation n'est pas douteuse l'indication est d'ouvrir l'abcès ; l'intervention doit être faite le plus promptement possible, puisque l'écoulement du lait qui en résultera favorisera la disparition de la lactosurie, et l'on aura l'avantage d'avoir une plaie qui se cicatrisera plus vite que celle qui en serait résultée si l'abcès s'était ouvert spontanément. Drains, injections phéniquées détersives, pansement phéniqué, compression et immobilisation du sein, repos au lit. Si la nourrice continue l'allaitement, on ne peut faire autre chose, mais si elle a cessé de nourrir on dirige le traitement comme le fait M. le professeur Verneuil, de façon à calmer non seulement l'inflammation, mais encore de façon à supprimer la sécrétion glandulaire. On remplit cette dernière indication par l'administration répétée de purgatifs salins et par l'emploi de l'iodure de potassium à doses quotidiennes. Le docteur Coutenot, de Besançon, préconise l'emploi de l'huile de chènevis récente et préparée à froid. Pour se mettre à l'abri de tout reproche de la part des gens étrangers à la médecine soit dans la maladie actuelle, soit pour les maladies ultérieures, il est prudent d'ordonner à la malade une infusion de pervenche, une décoction de canne de Provence ou de chiendent nitré. Ces moyens n'auraient-ils d'autres actions que de satisfaire l'imagination des malades que nous ne devrions pas les négliger ; seulement par l'eau qu'ils contiennent ce sont des diurétiques et nous croyons qu'en déterminant la polyurie on favorise l'élimination du sucre dont on tarit la source en même temps par la médication employée plus haut. A moins de faiblesse ou de débilité de la malade, si un seul sein est pris, nous pensons que l'allaitement peut être continué, mais il faut l'interrompre si les deux mamelles sont atteintes. Dans ce dernier cas si l'enfant est assez âgé on le sèvre en prenant les précautions nécessaires, mais si on ne le juge pas à propos, une nourrice vaut mieux que le biberon, surtout à Paris, où ce dernier mode d'allaitement donne de mauvais résultats à cause de la difficulté de se procurer un lait de bonne qualité.

En dernier lieu, nous pensons qu'il est prudent de s'abstenir de toute opération tant qu'il y a lactosurie.

CONCLUSIONS.

La médecine expérimentale a produit la glycosurie de différentes façons, et la médecine proprement dite l'a signalée dans de nombreux états morbides. Dans cette dernière catégorie, figurait au premier rang la glycosurie des femmes à l'état puerpéral.

Depuis les travaux de M. Hofmeister, on a vu que la prétendue glycosurie des femmes à l'état puerpéral était une lactosurie par résorption.

Il n'y a pas de lactosurie chez les femmes en gestation, elle ne survient que chez les nouvelles accouchées à la montée laiteuse, ou chez les nourrices dans certains cas déterminés ; M. le professeur Verneuil a signalé tout dernièrement les abcès mammaires.

Dans certaines circonstances, les inflammations du sein produisent la lactosurie par la rétention lactée qu'elles déterminent ; dans d'autres, l'engorgement mammaire est le fait primordial, la rétention lactée la conséquence, la lactosurie, la conséquence de cette dernière ; enfin les abcès du sein ne paraissent qu'en dernier lieu et sont produits par la lactosurie.

L'abcès mammaire favorise la lactosurie en empêchant l'excrétion du lait.

Pendant l'évolution de l'abcès, alors qu'il y a lactosurie, on ne trouve pas de polyphagie comme dans le diabète, mais une diminution notable de l'appétit ;

comme dans le diabète, il n'y a pas une polyurie évidente, mais la sécrétion cutanée est manifestement augmentée.

Le diagnostic de l'abcès du sein avec lactosurie résulte surtout de l'examen de l'urine.

Le pronostic est bénin lorsqu'un traitement rationnel est appliqué.

Le traitement est d'abord prophylactique. L'inflammation survenue et l'abcès formé, il faut ouvrir la collection purulente de bonne heure ; il s'écoulera par la plaie une grande quantité de lait qui ne pouvant plus être résorbé diminuera d'autant la lactosurie. Si l'allaitement est continué, la seule indication est de panser l'abcès en employant les procédés antiseptiques ; s'il est supprimé, il faut de plus tarir la sécrétion mammaire par une médication spéciale.

Enfin, si la malade est atteinte d'une autre affection nécessitant une opération, il faut s'abstenir prudemment tant que la lactosurie persiste, et attendre, pour opérer, que la sécrétion lactée soit supprimée.

INDEX BIBLIOGRAPHIQUE

Willis, Pharmaceutice rationalis, sive diatriba de medicamentorum operationibus in humano corpore. Hagœ comit., 1667. — Cheselden, The anatomy of the human body. London, 1768. — Cawley, London med. Journ., 1878. — Rollo, Cases of the diabetes mellitus. London, 1797. Trad. Alyon, Paris, 1799. — Nicolas et Gueudeville, Recherches et expériences médicales et chimiques sur le diabète ou phtisurie sucrée. Paris, 1805. — Chevreul, Bull. de la Soc. philomat,, 1815. — Alibert, Nosologie naturelle. Paris, 1817. — Lefèvre, Journ. de phys. expérim. et path. de Magendie, 1824. — Prout, An inquiry in to the nature and treatment of diabetes. London, 1825. — Soubeiran, Journ. de pharm., 1826. — Elliotson, On the discharge of fatty matter from the alimentary canal. (Medic. chir. transact. London, 1833.) — Bright, Arch. gén. méd., 1834. — Peligot, Ann. de phys. et de chim., 1837. — Dupuytren et Thénard, C. R. Acad. sc., 1838. — Payen, Revue méd., 1840. — Prout, On stomach and renal diseases. London, 1840. — Hodges, London med. Gaz., 1843. — Biot, Gaz. méd. Paris, 1845. — Vallon, Zeitschrift der K. K. Gesellschaft der Aerzte in Wien, 1845. — Romberg, Klinische Ergebnisse, 1846. — Scharlau, Die Zuckerharnruhr, 1846. — Bouchardat et Sandras, Sup. de l'Annuaire de thérap., 1846. — Fauconneau-Dufresne, Union méd., 1849. — Rayer, Union méd., 1850. — Reynoso, Arch. gén. méd., 1851-52-53. — Reynoso, C. R. Acad. sc., 1851. — Canuti, Gaz. méd. Paris, 1851. — Romberg, Klinische wahrnehmungen und beobachtungen, 1851. — Dechambre, Le scalpel, 1852. — Billard, Gaz. des hôpitaux, 1852. — Marchal (de Calvi), Gaz. des hôpitaux, 1852. — Landouzy, Gaz. des hôpitaux, 1852. — Miche aet Reynoso, C. R. Acad. sc., 1852. — Marchal (de Calvi), C. R. Acad. sc., 1853. — Reynoso, C. R. Acad., sc., 1853. — Michea, Abeille méd., 1853. — Harley, Gaz. méd., Paris, 1853. — Szokalski, Union méd., 1853. — Falck, Deutsche Klinik, 1853. — Bence Jones, On intermittent diabetes (Med. chir. Transactions, 1853). — Bence Jones, On diabetes (Med. Times and Gazette, 1854). — Goolden, On diabetes and its relations to brain affections (The Lancet, 1854). — Becker, Zeitschr. f. Wissench. Zool., 1854. — Andral, C. R. Acad. sc., 1855. — Poggiale, C R., Acad. sc., 1855. — Girard, Union méd., 1855. — Krause, Constatt. Jahres. b., 1855. — Cl. Bernard, Leçons de physiologie expérimentale. Paris, 1855. — Buhl und Voit, Zeitschr. für rationn. medizin., Neue Folge. 1855. — Neubauer, Annalen der chemie und pharmacie. Heidelberg, 1856. — Falck, Deutsche Klinik, 1856. — Limpert, Deutsche Klinik, 1856. — Gunzler, Ueber diabetes mellitus. Tubingen, 1856. — Schiff, Nachr. v. der. univ. zu Gött., 1856. — Marchal (de Calvi), Union méd., 1856. — Righini, Union méd., 1856. — Blot, C. R. Acad. sc., 1856, et Gaz hebd., 1856. — Biot, Gaz. méd. Paris, 1866. — Leconte, Arch. gén, méd., 1857. — Harley, Arch. gén. méd., 1857. — Kirsten, Arch. gén. méd., 1857. — Fauconneau-Dufresne, Gaz. hebd., 1857. — Gubler, C. R. Soc. biol., 1857. — Bouchardat, Revue méd., 1857. — Becquerel, Monit. des hôpitaux, 1857. — Martin, Monit. des hôpitaux, 1857. — Jordao, Union méd., 1857. — Wagner, Beitrag Zur Kenntniss der beziehungen zwischen der melliturie und dem carbunkel (Arch. f. path. Anat., 1857). — Garrod, Gulstonian lectures on diabetes mellitus (Brit. med. Journ., 1857). — Plagge, Ein falle von diabetes traumaticus (Virchow's Archiv., 1857). — Lehmann, Physik. und chem. studien uber die cholera. Zurich, 1857. — Jordao, Thèse de Paris, 1857. — Moos, Arch. der viss. Heilkunde, 1858. — Plagge, Gaz. med. Italiana. Statu-Sardi, 1858. — Fauconneau-Dufresne, Union méd., 1858. — Itzigshon, Union méd., 1858. — Fritz, Arch. gén. méd., 1858. — Plagge, Gaz. des hôpitaux, 1858. — Istrigshon, Gaz. des hôpitaux, 1858. — Leudet, Gaz. méd. Paris, 1858. — Bouvier. Gaz. hebd., 1859. — Fritz, Gaz. hebd, 1859. — Burdel, C. R. Acad. sc., 1859. — Bruecke, Journ. de phys. de Brown-Séquard, 1859. — Bouchardat, Clinique européenne, 1859. — Oppolzer, Clinique europ., 1850. — Fauconneau-Dufresne, Union méd., 1859. — Auffan, Thèse de Strasbourg, 1859. — Griesinger, Studien uber diabetes (Arch. fur physiologische Heilkunde, 1859-60-62). — Leviat-Perroton, Thèse de Paris, 1859. — Pavy, Lettsomian lectures on certain points conected with diabetes (The Lancet, 1860). — Vogt, Zur casiustik des typhoid febers vorzuglich ueber den eiweisharn bei demselben (Schweej. Mon. Schrf., 1860). — Leudet, Arch. gén. méd., 1860. — Fauconneau-Dufresne, Gaz. hebd., 1860. — Larrey, Gaz. des hôpitaux, 1860. — Luys, C. R. Soc. biol., 1860. — Lancereaux, Bull. Soc. Anat., 1860. — Fischer, Union méd., 1860. — Burdel, Union méd., 1860. — Schiff, Union, méd,, 1860. — Trousseau, Clinique médicale. Paris, 1861. — 5e édit., 1877. — Marchal (de Calvi), Union méd., 1861. — Luys et Dumontpallier, Gaz. méd.. Paris, 1861. — Charcot, Gaz. hebd. 1861. — Vulpian et Philippeaux, Gaz. hebd., 1861. — Cabanellas, Union méd, 1861. — Martineau, Gaz. hebd., 1861. — Burggræve, Bull. de l'Acad. roy. de méd. de Belgique, 1862. — Van Der Donckt, Arch. belges de méd. milit., 1862. — Durand-Fardel, Union méd., 1862. — Fischer, Arch. gén. méd., 1862. — Fritz, Gaz. des hôpitaux, 1862. — Pavy, On diabetes. London, 1862. — Bence Jones, On sugar in the urine (Quaterly Journal of the chemical Society of London, 1862). — Racle, Thèse de concours. Paris, 1863. — Vogel, Kraukheiten der harnbereitende-organe, 1863. — Jacoby, De connectu inter diabetem et affectionem cutis. Berolini, 1863. — Dub, Ein beitrag zur lehre von diabetes mellitus (Prajers Vierteljahrs, 1863). — Lecoq, Gaz. hebd., 1863. — Tucken, Gaz. hebd., 1863. — Potain, Bull. Soc. anat., 1863. — Marchal (de Calvi), Union méd., 1863. — Klée, Gaz. méd. Strasbourg, 1863. — Recklinghausen, Auserlesene path. anat. beobachtungen. Drei falle von diabetes mellitus (Virchow's Archiv, 1864). — Hoppe-Seyler, Handbuch der physiologisch und pathologisch chemischen analyse, 1865. — Friedlander, Ueber den vermeintlichen zuckergehalt des normalen harns (Arch. d. Heilk., 1865). — Schiff, Journ. de l'anat. et de la physiol., de Ch. Robin, 1866. — Guéneau, Thèse de Paris, 1866. — Bamberger, Diabetes mellitus mit typhus (Wurz. Med. Leitsch., 1866). — Hippert, Ueber die glycosurie bei cholera (Arch. der Heilk., 1867). — Tscherinow, Zur lehre von der zuckerharnruhr (Med. Centralbl , 1867). — Eckardt, Beitrage zu anat. v. phys., 1867. — Gigon, C. R. Acad. sc., 1868. — Meissner, Beiträge zur kenntniss des stoffwechsels (Ztsch. f. rat. Med., 1868). — Charcot, Leçons sur les maladies des vieillards et les maladies chroniques. Paris, 1868. — Kuhne, Lehrbuch der physiol. chemie, 1868. — Jaccoud, Nouveau dictionnaire de méd. et de chir. pratiques, art. Diabète. Paris, 1869. (Bibliographie très complète qui nous a été d'un grand secours et à laquelle nous avons fait de nombreux emprunts.) — Tennesson, Union méd., 1869. — Huizinga, Ueber den nachweiss von traubenzucker in normalen hurne (Pfluger's Arch., 1870). — Seegen, Der diabetes mellitus auf grundlage zahlreicher beobachtungen dargestellt, 1870. — Andrieux, Thèse de Paris, 1870. — Klebs, Lehrb. der path. anat., Berlin, 1870. — Bock et Hoffmann, Ueber eine neue enstehungsweise von mellituria (Reichert's und du Bois Raymond's Archiv, 1871). — Durand-Fardel, Traité clinique et thérapeutique du diabète. Paris, 1872. — Küntzel, Experimentale beitrage zur lehre von der melliturie (Centralblatt, 1872). — Cyon et Aladoff, Die rolle der nerven bei erzeugung von kunstlichem diabetes mellitus, 1872. — Jeanneret, Inaug. Dissert. Berlin, 1872. — Cl. Bernard, Revue scientifique, 1872. — Silver, A pancreas fattily degenerated and calcified from a case of diabetes (The Lancet, 1872). — De Sinéty, C. R. Acad. sc., 1872. — Vogel, Tetanus rheumaticus mit glycosurie (Arch. Klin. Med., 1872). — Louvet, Thèse de Paris, 1873. — Ewald, Ein neues verfahren glycosurie zu erzengen (Centralblatt, 1873). — Cl. Bernard, Revue scient., 1873. — Eckhart, Beitrage zu anat. v. phys., 1873. — Seelig, Vergleichende untersuchungen ueber den zuckerverbrant in diabetischen und nicht diabetischen thiere (Inaug. Diss. Königsberg, 1873). — Harnach, Zur pathogenese des diabetes mellitus (Inaug. Diss. Dorpat, 1873). — Sylver, Trans. of the path. soc. of London, 1873. — De Sinéty, C. R. Soc. biol., 1873. — Liouville, C. R. Soc. biol., 1873. — De Sinéty, C. R. Acad. sc., 1874, et C. R. Soc. biol., 1874. — Bock et Hoffmann, Experimental studien uber diabetes. Berlin, 1874. — Pink, Zur lehre von diabetes mellitus, etc. (Inaug. Diss. Konigsberg, 1874.) — Heindenhain, Beitrag zur lehre des diabetes mellitus, etc. (Inaug. Diss. Konisberg, 1874.)— Vulpian, Leçons sur l'appareil vasomoteur. Paris, 1875. — Bouchardat, De la glycosurie ou diabète sucré. Paris, 1875. — Colrat, Lyon médical, 1875. — Couturier, Thèse de Paris. 1875. — Seegen, Genugen die bis jetzt augewendeten methoden um kleime mengen zucker mit bestimmtheit im harn nachzwweisen (Litzungsberichte d. Wien. Kais. Akad. d Wissensch., 1875). — Ewald, Zwei falle von nitrobenzol-vergiftung mit glycosurie (Berlin. Klin. Wschens., 1875). — Lecomte, C. R. Soc. biol., 1875. — Ollivier, Gaz. hebd., 1875. — Lépine, Gaz. méd. Paris, 1876. — De Sinéty, C. R. Soc. biol., 1876. — Gubler, C. R. Soc. biol., 1876. — P. Bert, C. R. Soc. biol., 1876, — Haas, Eine linksdrehende substanz in normalem harn (Centralblatt, 1876). — Seegen, Der diabetes mellitus auf grundlage zahlreicher beobachtungen dargestellt. Berlin, 1876. — Pavy, On the recognition of sugar in healthy urine (Guy's Hosp. Reports, 1876). — De Sinéty, C. R. Soc, biol., 1877. — Lancereaux, Bull. Acad. méd., 1877. — Hofmeister, Ueber lactosurie (Zeitschrift fur physiologische chemie, 1877). — Cl. Bernard, Leçons sur le diabète, Paris, 1877. — Lecorché, Traité du diabète. Paris, 1877. — De Sinéty, C. R. Soc. biol., 1878. — P. Bert, C. R. Soc. biol., 1878. — F. Franck, C R. Acad. sc., 1878, et C. R. Soc. biol., 1878. — Filehne, Melliturie nach depressor-reizung beine kaninchen (Centralblatt, 1878). — Picot, Les grands processus morbides. Paris, 1878. — Fiaux, Gaz. des hôpitaux, 1879. — Dastre, C. R. Acad. sc., 1879. — De Sinéty, Manuel de gynécologie. Paris, 1879, et C. R. Soc. biol., 1879. — Abeles, Zuckergehalt der normales harns (Centralblatt, 1879). — Lapierre, Thèse de Paris, 1879. —

Laffont, Thèse de Paris, 1880, et Journ. de l'anat. et de la phys. de Ch. Robin, 1880. — Méhu, Urine normale et pathologique. Paris, 1880. — Johannowski, Ueber den zuckergehalt in harn der wochnerinnen (Archiv fur gynœkologie, 1881). — Kaltenbach, Die lactosurie der wochnerinnen (Zeitschrift fur geburtshulfe und gynœkologie, 1881). — Bouchard, Maladies par ralentissement de la nutrition. Paris, 1882. — Rémy et Miss Showe, C. R. Soc. biol., 1882. — Bumm, Berlin. Klin. Woch., 1882. — Verneuil, Union méd., 1882.

Paris. — A. PARENT, imp. de la Fac. de médec., rue M.-le-Prince, 31.
A. DAVY, successeur.

www.ingramcontent.com/pod-product-compliance
Ingram Content Group UK Ltd.
Pitfield, Milton Keynes, MK11 3LW, UK
UKHW031950260826
14628UKWH00004B/1973

9 782019 659103